DE LA MARCHE

DU

DÉLIRE CHRONIQUE

PAR

PIERRE CASTANG

Docteur en médecine de la Faculté de Paris.

PARIS

A. PARENT, IMPRIMEUR DE LA FACULTÉ DE MÉDECINE

A. DAVY successeur

rue Monsieur-le-Prince, 29 31.

—

1882

DE LA MARCHE

DU

DÉLIRE CHRONIQUE

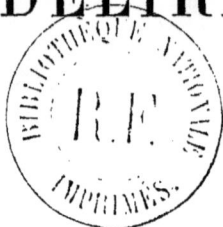

PAR

Pierre CASTANG

Docteur en médecine de la Faculté de Paris.

———————————

PARIS

A. PARENT, IMPRIMEUR DE LA FACULTÉ DE MÉDECINE

A. DAVY successeur

rue Monsieur-le-Prince, 29-31.
———
1882

A MON PRÉSIDENT DE THÈSE

M. LE PROFESSEUR CHARCOT

Médecin de la Salpêtrière,
Membre de l'Académie de médecine,
Officier de la Légion d'honneur.

A M. MAGNAN

Médecin de l'Asile Sainte-Anne.

A MES MAITRES

A M. PINET

Chevalier de la Légion d'honneur,
Ex-secrétaire de la Faculté de médecine.

DE LA MARCHE

DU

DÉLIRE CHRONIQUE

PRÉFACE

Désireux d'augmenter nos connaissances en pathologie mentale et de nous mettre ainsi en mesure de résoudre, sans trop de difficultés, les graves questions se rattachant à la séquestration et à la responsabilité criminelle, nous avons fait appel à la bienveillance, à la haute compétence de M. Magnan, médecin au bureau d'admission de l'asile Sainte-Anne. Placé dans ces conditions, nous avons pu observer les diverses variétés de folie dans leurs manifestations multiples ; nous avons reconnu, en même temps, que le diagnostic, dans certains cas, présente de sérieuses difficultés et réclame, de la part du praticien, des notions spéciales qu'une longue habitude des malades, et la clinique, peuvent seules développer.

Notre attention s'est portée particulièrement sur une vésanie qui a fait l'objet d'importants travaux et dont les

caractères ont été si bien étudiés par M. le professeur
Lasègue.

Nous voulons parler du délire des persécutions.

Malgré les matériaux nombreux accumulés sur ce point
de psychiatrie, il reste encore, sur la symptomatologie de
cette affection, des questions qui ne sont pas entièrement
élucidées et qui ont donné lieu à de longues controverses.
Nous aurons ici spécialement en vue de montrer par quelle
progression le délire, d'abord à l'état latent, s'organise en
quelque sorte et s'achemine ainsi vers la période ultime
caractérisée par les idées ambitieuses.

Nous essaierons aussi de faire ressortir les indications
pronostiques, variables avec chaque phase de la maladie,
mais dont la gravité suit, parallèlement à l'évolution, une
marche régulièrement ascendante, aboutissant à l'incura-
bilité absolue.

Tout en nous renfermant dans les limites de notre sujet
il nous a paru utile d'apporter un certain nombre d'observations (en grande partie personnelles) qui contiennent,
croyons-nous, des éléments nouveaux de diagnostic en ce
qui concerne la signification des hallucinations visuelles.

Nous ne nous dissimulons pas que le point de doctrine
dont nous venons de parler a rencontré jusqu'à présent de
nombreux adversaires.

Aussi, sans nous attarder à mettre en parallèle les théories qui ont été successivement émises à ce sujet, nous con-
tenterons-nous de présenter les faits cliniques tels que
nous les avons observés et d'indiquer les conclusions qui
nous paraissent devoir être adoptées.

Pénétré de la difficulté qui s'attache à l'ensemble de ce
modeste travail, nous n'avons rien négligé pour obtenir
des renseignements précis sur les phases successives de la

maladie et notamment sur les circonstances étiologiques.

Puissent nos efforts nous valoir l'indulgence de nos juges !

Qu'il nous soit permis d'exprimer ici nos sentiments de respectueuse estime et de vive gratitude à M. Magnan, pour les conseils qu'il nous a donnés et pour l'intérêt tout particulier qu'il nous a témoigné.

Nous adressons aussi nos sincères remerciements à notre excellent ami le Dr Saury, pour la bienveillance avec laquelle il nous a communiqué certaines observations très intéressantes.

Dans notre description du délire chronique, nous prendrons comme type le délire des persécutions qui est la forme la plus importante et la plus fréquente de cette vésanie.

Nous diviserons notre travail en quatre parties :

La première comprendra les considérations historiques et l'étiologie.

Dans la deuxième, nous donnerons une description générale de la maladie.

Nous placerons dans la troisième les observations, suivies de quelques remarques.

Nous exposerons enfin dans le dernier chapitre le diagnostic différentiel et le pronostic.

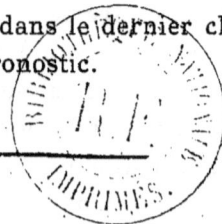

CHAPITRE PREMIER.

CONSIDÉRATIONS HISTORIQUES.

Parmi les formes de délire chronique, il en est une sur laquelle M. le professeur Lasègue a particulièrement attiré l'attention et qu'il a qualifiée le premier : « délire de persécutions ».

Dans sa description magistrale, les principaux traits de la maladie ont été signalés.

Comme le délire des persécutions, quand il se prolonge, s'accompagne presque toujours d'idées ambitieuses, et que ce dernier caractère, d'une valeur capitale, avait successivement reçu des interprétations différentes, il nous a paru intéressant de résumer en quelques lignes les opinions des auteurs sur ce point de symptomatologie, et de montrer ainsi par quelles suites d'efforts on est arrivé à donner au délire des grandeurs la signification qui lui est actuellement assignée.

Dans cette rapide esquisse, nous aurons sous les yeux le remarquable travail de M. A. Foville (1), sur la folie avec prédominance des idées de grandeur.

Les idées ambitieuses sont mentionnées pour la première fois par Arnold, en 1806 (2).

(1) A. Foville. De la folie avec prédominance des idées de grandeur. In Mémoires de l'Académie de médecine, 1869.

(2) Arnold. Observations and the nature, Kinds, causes and pretentions of nsanity. London, 1806.

Dans la nouvelle classification des maladies mentales adoptée par l'auteur anglais, on trouve six variétés de folie parmi lesquelles figure la folie vaniteuse ou d'importance personnelle, dont la description réalise le tableau le plus complet et le plus exact qui ait été tracé jusque-là du délire des grandeurs.

Sans l'indiquer d'une façon explicite, l'auteur laisse voir que la folie vaniteuse peut présenter deux sous-variétés ayant chacune ses caractères propres : à la première se rattachent les idées arrêtées et systématiques ; dans l'autre, tout est puéril, confus et porte le cachet de la dégénérescence intellectuelle.

« Il nous est difficile de ne pas voir là l'indice d'une distinction qui, dans ces derniers temps, a été formulée d'une manière nette et précise (1). »

Néanmoins, la théorie d'Arnold ne fut pas admise et l'illustre Pinel (2), en 1809, parle à plusieurs reprises du délire ambitieux comme faisant partie de l'une des deux variétés de mélancolie qu'il avait signalées.

Fodéré (3) substitue le délire maniaque à la mélancolie et contribue, par ses écrits, à ramener la confusion qui régnait avant la publication des idées d'Arnold.

Dans son article *Délire*, Esquirol (4) rattache à la mélancolie tous les délires partiels gais ou tristes, et il fait du délire des grandeurs le caractère distinctif de ce qu'il a appelé la monomanie, terme qui d'ailleurs n'avait pas de signification bien précise.

(1) A. Foville. Loc. cit.
(2) Pinel. Traité médico-philosophique sur l'aliénation mentale. Paris, 1809.
(3) Fodéré. Traité du délire, 1816.
(4) Esquirol. Dict. des sciences médicales, 1816. Art. Délire.

La question qui nous occupe restait ainsi entourée d'une grande obscurité lorsqu'en 1820, la découverte de la paralysie générale, « le plus grand progrès qu'on puisse signaler dans l'histoire des maladies mentales », apporta des théories nouvelles dont le résultat fut l'acceptation comme une vérité scientifique de la distinction entrevue par Arnold.

Parmi les travaux qui ont le plus contribué à la création de cette nouvelle entité morbide, ceux de Bayle (1) se distinguent par l'importance que cet auteur attache aux idées de grandeur.

Dans la description qu'il donne de la méningite chronique (paralysie générale), Bayle affirme que le délire ambitieux constitue le symptôme spéficique de cette affection ; il déclare même que ce caractère est nécessaire et suffisant pour établir le diagnostic : nécessaire, car il existe dans tous les cas ; suffisant, parce qu'il n'existe dans aucun autre.

Les assertions de Bayle, évidemment trop exclusives, trouvèrent bientôt de nombreux contradicteurs.

Calmeil (2) surtout, par une solide argumentation, réfute la doctrine de Bayle et s'attache à démontrer que la paralysie générale a pour caractère essentiel l'affaiblissement des facultés intellectuelles ; que cette maladie peut exister sans jamais présenter de délire ambitieux et que les signes de la mélancolie se rencontrent souvent dans ses manifestations. Il établit, en outre, que les idées ambitieuses peuvent constituer une variété de folie entièrement distincte de la démence paralytique.

(1) Bayle. Traité des maladies du cerveau et de ses membranes, 1826.
(2) Calmeil. De la paralysie chez les aliénés, 1826.

Parchappe (1) ne se contenta pas de nier le caractère de spécificité du délire des grandeurs dans la paralysie générale ; il n'admet ce symptôme qu'une fois sur quatre dans cette maladie.

Enfin MM. Brierre de Boismont, Trélat, Lasègue, Linas, Billod s'accordent à déclarer que les idées ambitieuses, quoique très fréquentes dans la folie paralytique, ne doivent pas être considérées comme un signe pathognomonique de cette affection ; ils reconnaissent en même temps l'existence d'un délire ambitieux bien différent de celui de la paralysie générale.

De l'ensemble des opinions que nous venons d'exposer se dégageait cette notion importante, que le délire des grandeurs peut devenir prédominant dans deux variétés de folie absolument distinctes. Il fallait dès lors déterminer les caractères permettant d'établir le diagnostic différentiel de ces deux vésanies. Baillarger (2) posa, le premier, les bases de cette distinction en assignant, comme caractères des idées ambitieuses dans la paralysie générale, la mobilité, l'incohérence, la contradiction ; le monomane ambitieux se distinguait au contraire par l'opiniâtreté des idées et les conséquences logiques qu'il en tirait.

Delasiauve (3) développe la même théorie et arrive aux mêmes conclusions.

Enfin M. J. Falret (4) dans son importante thèse reprend cette question, la traite avec détail et d'une façon magistrale. L'on peut dire que c'est de ce remarquable travail que-

(1) Parchappe. Traité de la folie, 1841.
(2) Baillarger. Gazette des hôpitaux, 9 et 16 juillet 1846.
(3) Delasiauve. Annales médico-psychologiques, 1851.
(4) J. Falret. Recherches sur la folie paralytique, 1853.

date réellement dans la science le diagnostic différentiel du délire ambitieux paralytique et non paralytique.

Baillarger, qui avait tant contribué par ses écrits et par son enseignement à la Salpêtrière à l'adoption des théories nouvelles, exprima tout à coup, en 1858, des réserves sur les idées qu'il avait précédemment soutenues.

Se basant sur des cas de guérison observés chez des malades atteints de délire ambitieux mobile, incohérent, con-tradictoire, et qui n'avaient point présenté les autres symp-tômes de la paralysie générale, il en conclut que les idées de grandeur n'ont pas toujours la valeur qu'il leur avait d'abord attribuée, et il proposa pour l'explication de ces cas, selon lui assez fréquents, une classe spéciale de folie sous le nom de manie congestive. Cette théorie fut énergiquement com-battue par la majorité des aliénistes et notamment par M. J. Falret. Malgré l'autorité qui s'attache au nom de son auteur, elle est aujourd'hui presque entièrement aban-donnée.

Nous ne saurions omettre dans cette énumération les noms de Renaudin (I) et Morel (2), qui donnèrent une vive impulsion aux idées nouvelles sur la pathogénie des idées ambitieuses greffées sur le délire des persécutions.

D'après les considérations qui précèdent, il restait acquis à la science que le délire des grandeurs se rencontre fré-quemment, mais avec des caractères distincts, dans la folie paralytique et dans la monomanie ambitieuse.

Afin d'éviter la confusion résultant du terme « mono-manie » introduit par Esquirol dans le langage médical, Dagonet (3) adopte le mot « mégalomanie » pour désigner

(1) Renaudin. Etudes médico-psychol., 1854.
(2) Morel. Traité des maladies mentales, 1860.
(3) Dagonet. Traité des maladies mentales, 1862.

le délire ambitieux survenant dans la folie partielle en dehors de tout symptôme de paralysie générale.

La thèse de M. Broc (1) qui traite de la mégalomanie contient des observations intéressantes, mais elle présente une lacune au sujet du diagnostic différentiel, qui n'a pas reçu des développements suffisants.

Nous avons déjà cité le remarquable travail de M. A. Foville, où l'évolution du délire ambitieux est retracée avec un talent incomparable.

Nous devons enfin mentionner les leçons cliniques de M. Magnan (2) ainsi que l'excellente thèse de M. Garnier (3) où nous avons trouvé des indications d'une grande importance.

Pour compléter la liste des auteurs qui se sont occupés du délire des persécutions, il nous faudrait signaler encore un grand nombre de publications intéressantes.

Mais notre intention était de présenter une courte analyse des ouvrages traitant plus spécialement des idées de grandeur dans le délire des persécutions. Nous ne saurions d'ailleurs donner plus de développement à ce chapitre sans sortir des limites de notre cadre.

ÉTIOLOGIE.

Par son extrême fréquence et en raison des problèmes qu'il soulève, le délire des persécutions a pris de nos jours

(1) Broc. Thèse de Montpellier, 1863.
(2) Magnan. Leçons cliniques sur le delire de persécution, 1877.
(3) Garnier Thèse de Paris, 1877. Des idées de grandeur dans le délire des persécutions.

une place importante dans l'histoire des maladies mentales.

Les statistiques ne fournissent pas de données bien précises sur la proportion des malades atteints de cette vésanie. On peut néanmoins accepter comme se rapprochant le plus de la réalité les chiffres présentés par M. le professeur Lasègue : sur 665 aliénés, l'on trouve 96 délirants persécutés, dont 58 femmes et 38 hommes.

Ce résultat, d'ailleurs conforme à celui qu'indique M. Legrand du Saulle, exprime cette notion que les femmes paient à la terrible affection dont il s'agit un tribut plus considérable que les hommes.

Nous ne pouvons faire connaître toutes les circonstances regardées comme capables de déterminer le délire des persécutions ; car une telle énumération nous amènerait à exposer les causes nombreuses susceptibles d'engendrer la folie en général. Nous nous bornerons à signaler, parmi ces influences perturbatrices, celles que le clinicien rencontre le plus souvent dans ses investigations.

En première ligne, nous placerons l'hérédité, dont nous croyons exprimer le rôle considérable en disant qu'on peut l'incriminer dans plus du tiers des cas.

Le mode d'après lequel s'effectue la transmission est loin d'être uniforme. Il est incontestable que le père atteint du délire des persécutions peut transmettre à un ou plusieurs de ses enfants la même variété de folie ; mais il est fréquent d'observer des malades affectés du délire des persécutions et dont les ascendants avaient présenté soit un autre genre de vésanie, soit des signes névropathiques ou bien des habitudes alcooliques.

L'hérédité est dite similaire dans le premier cas et dissemblable dans les autres.

On a signalé comme cause occasionnelle du délire des persécutions la situation d'enfant naturel, les chagrins prolongés, l'onanisme, la syphilis, etc.

Nous croyons, quant à nous, que ces influences sont limitées et qu'elles se font surtout sentir sur un terrain préparé par l'hérédité. Quoi qu'il en soit, on ne saurait apporter trop de discernement dans l'appréciation des circonstances étiologiques : le défaut de renseignements et la dissimulation des parents, qui obéissent à un amour-propre mal placé, font quelquefois attribuer à tel ou tel antécédent une valeur exagérée et conduisent ainsi à de regrettables erreurs.

C'est entre 25 et 40 ans que le délire des persécutions se montre avec le maximum de fréquence. On s'expliquera facilement cette particularité si l'on veut bien observer que cet âge correspond précisément à la période de l'existence pendant laquelle s'accomplissent les grands événements de la vie humaine, où l'ambition, les luttes politiques amènent parfois avec les déceptions de graves désordres dans les facultés intellectuelles.

CHAPITRE II.

DESCRIPTION.

Ce qui frappe avant tout l'observateur mis en présence d'un délirant persécuté, c'est l'absence de troubles somatiques et la conservation apparente de l'intégrité des facultés intellectuelles.

A la suite d'un interrogatoire superficiel, on hésiterait, si l'on n'était prévenu, à considérer comme malades cette catégorie d'aliénés. Mais pour peu que l'examen se répète ou se prolonge, on ne tarde pas à découvrir les signes manifestes d'une vésanie dont l'origine remonte souvent à une époque fort éloignée.

Après ces courtes réflexions, nous exposerons la marche de ce délire partiel depuis sa naissance jusqu'à la période ultime ou de chronicité.

A l'exemple de M. P. Falret, nous admettrons trois périodes dans l'évolution du délire des persécutions :

1° Une période d'incubation ou d'élaboration ;

2° Une période d'état ou de systématisation ;

3° Une période terminale ou de cristallisation (délire stéréotypé).

Période de début ou d'élaboration. — Cette période comprend ordinairement un certain nombre d'années ; elle s'étend parfois à une notable partie de l'existence du malade, et il n'est point rare d'en constater les premiers vestiges dans la génération antérieure.

Les caractères qui lui sont propres ne se manifestent pas d'une façon éclatante et tumultueuse ; ils passeraient souvent inaperçus si leur étude n'était l'objet d'une sérieuse attention. « Au début, l'aliéné est dans un état de malaise intellectuel qui répond au frisson de la fièvre et qui commande au médecin la réserve et l'expectation (1) ».

Nous ne devons donc pas nous attendre à voir éclore les

(1) Lasègue. Du délire de persécutions, in Archives générales de médecine, 1852.

graves perturbations qui seront plus tard l'apanage de la période de chronicité.

Les phénomènes morbides observés pendant l'étape initiale consistent d'abord, ainsi que l'ont indiqué Guislain et Falret père, dans des modifications du caractère et des habitudes. L'individu qui avait été jusqu'alors d'humeur agréable et communicatif devient triste et taciturne ; ses penchants, ses goûts, ses sentiments sont également altérés. Les jeux, les divertissements n'offrent plus le moindre attrait ; les amis les plus chers, quelquefois mêmes les parents sont l'objet d'une aversion profonde. Le malade est assailli par des idées vagues, de nature indéterminée, qui entraînent un malaise intellectuel et une anxiété insolites.

Cet état de trouble et d'inquiétude peut subsister pendant longtemps sans que le malade cherche à en pénétrer les motifs ; néanmoins les conceptions nouvelles portent le cachet de la mélancolie.

Sans cesse préoccupé de la transformation qui s'opère en lui, le malade voit s'accomplir les plus grands événements sans témoigner la moindre émotion. Les luttes politiques, une perte de fortune ou de famille le trouvent indifférent. En revanche, les faits les plus simples, mais ayant un certain rapport avec ses tendances actuelles, suffisent pour provoquer un mouvement de colère ou d'indignation.

L'existence du malade est dès lors pleine d'amertume. Il s'imagine qu'*on* le regarde de travers, qu'*on* lui en veut, qu'*on* se méfie de lui. Ces *interprétations délirantes* naissent à propos d'un geste, d'un signe, d'un rien et perpétuent l'état de tristesse et de prostration générale.

Malgré le chemin parcouru, la maladie est encore susceptible, sinon de régression, du moins d'une rémission

Castang. 2

notable. Le caractère, qui était inégal, bizarre, irritable, redevient à peu près normal ; les troubles intellectuels s'effacent et le sentiment d'inquiétude qui dominait la situation disparaît à son tour, pourvu qu'il n'y ait pas d'antécédents héréditaires.

Lorsqu'il ne survient pas d'amélioration et que l'évolution du délire suit sa marche habituelle, des phénomènes d'un autre audre se manifestent et constituent les symptômes de la deuxième période dont nous allons maintenant tracer les caractères.

Période d'état ou de systématisation. — Nous avons dit que la période de début était caractérisée par l'indécision, les idées vagues et confuses se manifestant par des faits mal déterminés. Jusque-là le malade supporte passivement son état d'abattement ; il côtoie l'abîme sans y tomber.

La phase suivante s'accompagne de désordres d'une gravité spéciale, sur lesquels nous devons insister.

Après avoir souffert pendant longtemps de sa situation nouvelle, le malade veut en connaître la cause. Les notions vagues se transforment progressivement et deviennent plus tard une *idée fixe*. Le malade élabore, combine les éléments d'un roman dont les diverses parties s'enchaînent et se prêtent un appui réciproque. Il a, dit-il, dans son existence, enduré des chagrins cuisants et des douleurs bien amères ; mais il trouvait aisément l'explication de tous ces maux.

Il éprouve aujourd'hui des souffrances extraordinaires, sans analogie avec les évènements antérieurs ; il est dans des conditions étranges qui ne se rapportent ni à son état de santé ni à sa position sociale. Ce malaise si grand, ces impressions si pénibles et nullement justifiées, doivent

avoir une cause secrète. Il faut que quelque chose d'exté-
rieur intervienne ; des ennemis seuls peuvent avoir intérêt
à lui causer de la peine.

De là l'idée de persécution qui s'établira d'autant plus
solidement qu'elle sera le résultat de syllogismes à peu
près irréprochables. Ce n'est pas sans beaucoup d'hésita-
tions, sans souvent avoir exprimé des réserves que le malade adopte l'idée de persécution.

Mais quand le doute fait place à la certitude, lorsque l'a-
liéné a trouvé la formule de son délire, suivant l'heureuse
expression de M. J. Falret, rien ne peut ébranler sa conviction ; il a prévu les objections et fait un choix d'arguments pour y répondre.

« Lorsque le délire tend à se concentrer sur une idée fixe
de persécution, le malade commence par la poser avec une
certaine réserve, Il hésite, il exprime de lui-même son
doute ; il demande si, à défaut de cette explication, on en
trouverait une autre qui rendît compte des épreuves aux-
quelles il est soumis. J'ai cru, dit-il, qu'on m'en voulait,
mais je n'ai pas de preuves ; je me suis démontré l'absurdité de cette opinion. Peu à peu le vague s'efface, l'hésita-
tion est remplacée par la certitude, et l'aliéné compose d'une
manière définitive le système de délire auquel il doit s'ar-
rêter (1) ».

Nous venons de montrer un des mécanismes par lesquels
l'idée de persécution s'implante dans l'esprit troublé du
malade. *Les conceptions délirantes* ont suffi pour amener
la conviction. Mais la pathogénie du délire des persécutions se rattache fréquemment à un désordre sensoriel
d'une importance capitale.

(1) **Legrand du Saullé. Délire des persécutions** 1871.

L'hallucination de l'ouïe prend en effet une part considérable dans la systématisation du délire. Bien que ce symptôme puisse se manifester pendant la phase initiale, sa production coïncide le plus souvent avec une époque plus avancée de la maladie. « L'apparition de l'hallucination de l'ouïe marque d'une façon certaine le progrès du mal et l'entrée définitive de la maladie dans une période d'état qui tend à la chronicité (1). »

Disons tout de suite que les troubles auditifs sont quelquefois précédés d'illusions mentales. « Les malades croient qu'on chuchote à leurs oreilles ; un mot leur suffit pour reconstituer une phrase ; ils défigurent les mots ou les interprètent faussement (2). » Cette transition a existé chez la malade qui fait l'objet de l'observation (XV).

Plus tard, l'idée est transformée en sensation, le phénomène s'extériorise et les *voix* viennent du dehors.

Le malade entend d'abord des mots toujours les mêmes, brièvement exprimés : voleur, assassin, sodomiste ; ou bien des phrases très courtes : c'est lui, c'est elle, tue-le... etc.

Les injures, les menaces se renouvellent avec une persistance d'autant plus grande que l'effort pour les chasser est plus considérable. L'hallucination de l'ouïe engendre alors les conceptions délirantes qui amènent à leur tour les idées de persécution par le procédé que nous avons indiqué précédemment.

Nous pourrions nous étendre longuement sur les particularités remarquables que présentent les troubles auditifs dans leur évolution.

Obligé de nous limiter, nous ferons du moins connaître

(1) Martinenq. Thèse de Paris, 1880. De l'évolution de l'hallucination de 'ouïe.
(2) J. Falret. Annales médico-psychologiques, 1878.

les caractères les plus saillants qui se rapportent à ces sensations mensongères.

Au point de vue de la fréquence, les hallucinations de
l'ouïe occupent incontestablement le premier rang parmi
les nombreuses perturbations sensorielles; elles sont généralement les premières à se montrer et acquièrent dès
leur apparition la valeur d'un signe pathognomonique. Selon la forme qu'elles revêtent, elles permettent d'apprécier,
à un moment déterminé, le chemin parcouru par la maladie et conséquemment la gravité de la situation. Dans leurs
manifestations multiples, elles caractérisent l'état aigu et
la période chronique ou de cristallisation.

A la phase aiguë se rattachent en effet les hallucinations
élémentaires, les bourdonnements, les bruits de cloches,
les menaces formulées en un seul mot ou par des phrases
très courtes.

Pendant la période terminale la perturbation auditive
existe dans son entier épanouissement : les phrases se sont
groupées pour former des discours, des monologues et des
dialogues dont la signification ne saurait être méconnue.

Quoi qu'il en soit, l'aliene attribue aux *voix* qui l'obsè-
dent, des *directions* diverses : elles viennent du plafond, de
la cheminée, du sol, des meubles, des murs... etc.

Le malade se plaint souvent du bruit que l'*on* fait à sa
porte pour l'empêcher de dormir. L'insomnie résultant de
cette circonstance contribue à créer un état de désespoir
contre lequel l'aliéné réagit par des procédés différents,
dont l'importance n'a pas échappé aux observateurs qui se
sont occupés de cette question au point de vue médico-
légal. Nous résumerons plus loin notre pensée à cet
égard.

Faisons remarquer, dès maintenant, que pendant la pé-

riode de systématisation, il est habituel de voir les malades chercher dans la fuite un remède à leurs cruelles souffrances. Ils changent perpétuellement de domicile, quit-
tent leur pays et traversent parfois les mers. Cet artifice
ne leur procure jamais qu'une tranquilité passagère, car
les *voix* les suivent dans leurs déménagements et reparais-
sent bientôt avec la même persistance et la même intensité
(observations II et XI).

Signalons enfin, pour compléter le tableau des troubles
auditifs, quelques phénomènes curieux que l'observation
nous révèle. Chez les malades qui connaissent plusieurs
langues, les *voix* emploient des dialectes différents.
(Obs. XIII.) La surdité, loin de mettre obstacle aux hallucinations de l'ouïe, paraît en être l'une des causes prédispo-
sentes les plus efficaces.

Les détails que nous venons de donner nous permettent
de considérer le délire comme parfaitement caractérisé.
L'aliéné s'y attache dès lors avec une ardeur invincible.
On chercherait en vain à lui démontrer, par les meilleurs
raisonnements, l'absurdité de ses conceptions maladives ;
l'argumentation la plus solide vient se briser contre cette
invariable réponse : « Je suis persécuté » ; et si nous demandons au malade les motifs de sa persécution, nous obtiendrons cet aveu précieux dans sa simplicité : « Les motifs, je ne les connais pas. » M. le professeur Lasègue fait
admirablement ressortir cette situation en la rapprochant
de l'homme sain d'esprit qui, dans le cas présumé d'une
persécution, se livrerait à une enquête afin de connaître les
auteurs de ses souffrances.

Mais continuons l'interrogatoire et poussons le malade
dans ses derniers retranchements. Pour justifier ses conceptions erronées, il nous entretiendra de la police, des

francs-maçons, d'agents d'un parti ténébreux, du magné-
tisme, de la physique... etc.

Ainsi donc, pendant la période de systématisation, le
délire tend à se circonscrire, mais il reste encore dans les
généralisations en ce qui touche la personnalité des ennemis. C'était d'abord une puissance impersonnelle, *on*, qui
tyrannisait le malade; il attribue maintenant ses tourments
à une collectivité ou à un fait général, tel que l'électricité.

Plus tard, le délire trouvera une nouvelle expression
dans la forme individualisée, qui est assurément la plus
grave au point de vue des conséquences qu'elle entraîne.

Nous avons dit que les hallucinations de l'ouïe n'étaient
pas les seuls troubles sensoriels observés dans le délire
des persécutions. En effet, l'on rencontre souvent des hallucinations complexes, c'est-à-dire des perturbations de
plusieurs sens réunis. Il semblerait que les hallucinations
de la vue se montrent après celle de l'ouïe. Dans certains
cas cependant les troubles visuels sont primitifs. (Observation I).

Si ne nous pouvons indiquer d'une manière méthodique
le mécanisme qui préside au développement des hallucinations visuelles, nous ne faisons pas de difficulté pour admettre que dans certains cas cette perversion sensorielle
est engendrée par le délire des persécutions.

Après avoir nourri longtemps dans son esprit l'idée qu'il
est persécuté, après avoir essuyé toutes sortes de tourments,
l'aliéné *voit* un jour ses ennemis : ils sont là, devant lui,
dans une attitude menaçante, proférant toujours des paroles injurieuses. Les images se présentent alors avec les
couleurs les plus vives et les contours les plus arrêtés ; la
fausse perception présente tous les signes de la réalité.
Ajoutons qu'elle n'a jamais le caractère terrifiant.

Les hallucinations visuelles observés chez les alcooliques et les hystériques présentent des caractères spéciaux qui les différencient nettement des phénomènes de même ordre appartenant au délire essentiel des persécutions.

Dans le premier cas en effet, les malades voient des flammes, des lueurs phosphorescentes, des objets hideux, des animaux immondes ou des images terrifiantes ; tout remue, tout danse devant leurs yeux. Chez l'hystérique, les visions revêtent des caractères identiques : elle voit aussi des flammes, des objets terrifiants (zoopsie de Charcot); ou bien la malade tourne au mysticisme et alors l'hallucination s'exprime par des sujets religieux.

D'après les considérations qui précèdent, et en tenant compte d'un certain nombre d'observations personnelles, nous croyons être autorisé à penser que l'hallucination de la vue, quand elle se manifeste avec les signes que nous lui avons attribués, peut être regardée comme un symptôme important du délire essentiel des persécutions.

Sachant toutefois que cette doctrine n'a pas encore fait son entrée définitive dans le domaine scientifique, il nous a paru utile, pour appuyer nos vues à cet égard, d'apporter l'opinion d'un certain nombre de médecins aliénistes dont l'autorite est parfaitement établie.

« Un individu croit à des ennemis qui le poursuivent, dit Marcé. Un jour il entend leurs menaces, bientôt il les *verra*, il sentira les coups et les souffrances qu'ils lui infligent, il percevra la saveur des poisons qu'ils mêlent à ses aliments.... Ils parlent de ventriloques, de porte-voix, d'influences électriques ou magnétiques ; ils croient que les murs et les plafonds sont creux et recèlent des ennemis ; ils en arrivent à admettre l'existence d'êtres mystérieux qu'ils entendent, qu'ils *voient* et par lesquels ils sont martyrisés de mille façons (1). »

Griesinger n'est pas moins explicite lorsqu'il s'exprime ainsi :

« Les hallucinations et les illusions de TOUS *les organes des sens* ne sont, dans aucune des formes de la folie, aussi fréquentes que dans la *folie systématisée*, et dans beaucoup de cas ce sont elles qui nourrissent et entretiennent le délire (2). »

« Les hallucinations de la vue peuvent exister dans le délire des persécutions, pense M. Magnan... Adolphe A... voyait des images obscènes qui le poussaient à la débauche (3). »

M. Blanche formule son opinion d'une façon catégorique :

« Il existe *incontestablement*, dit-il, des *persécutés non intoxiqués* qui ont par intervalle des affinités avec les alcoolisés persécutés. L'hallucination *de la vue* se mêle chez eux avec celle de l'ouïe : parfois *elle la domine*, donnant ainsi la preuve d'une exécution cérébrale plus vive (4). »

Citons enfin un rapport présenté par M. Mabille à la Société médico-psychologique. Ce travail est suivi d'un grand nombre d'observations établissant l'existence des hallucinations visuelles dans le délire essentiel des persécutions (5).

(1) Marcé. Traité des maladies mentales, 1862.
(2) Griesinger. Traité des maladies mentales, 1865.
(3) Magnan. Loc. cit.
(4) Dr E. Blanche. Des homicides commis par les aliénés. Paris, 1878.
(5) Mabille. Annales médico-psychologiques, janvier 1881.

La période d'état que nous venons d'esquisser se prolonge pendant longtemps, quelquefois même pendant des années. Faisons remarquer néanmois que les hallucinations complexes offrent une gravité spéciale au point de vue pathologique, qu'elles peuvent abréger l'évolution de la maladie et hâter par là le passage de la phase de systématisation à la période chronique.

Période terminale ou de cristallisation (délire stéréotypé.) — Un des caractères qui marquent d'une façon à peu près certaine le progrès du mal et la période de chronicité, c'est le choix d'expressions typiques dont se sert à tout propos le malade pour dépeindre sa situation lamentable.

Le langage ordinaire ne lui suffit plus; il a un vocabulaire spécial. C'est ainsi que le malade qui fait l'objet de l'observation I nous répétait tous les jours la même phrase : « *Je suis l'enclume sur laquelle mes ennemis battent le fer légal.* » La malade qui a donné lieu à l'observation II nous disait que son persécuteur imaginaire lui lançait continuellement cette menace : « *On peut faire mourir n'importe qui par lettre alphabétique ou par métallurgie.* »

Un autre symptôme caractéristique est tiré de la nature même des hallucinations de l'ouïe.

« Dans la période aiguë, elles consistent en mots isolés, en phrases très courtes; plus tard, elles tournent au monologue, puis au dialogue. Dans ce dernier cas, il y a comme un dédoublement de la personnalité, une conversation mentale : il y a l'individu qui pense et d'autre part l'interlocuteur qui répond à la pensée. En dernier lieu enfin, se produit le phénomène de l'écho et alors on entend le malade dire : je n'ai plus ma personnalité ; mes pensées sont répétées partout ; on répercute mes idées ; on me vole mes idées (1) »

C'est à la période de chronicité que se rapportent le plus souvent les hallucinations de l'odorat, du goût et de la sensibilité générale.

Nous dirons quelques mots de chacune de ces perturbations sensorielles.

Les hallucinations de l'odorat ne sont point rares et nous avons eu, pour notre part, l'occasion de les signaler plusieurs fois dans nos observations.

Les malades racontent, par exemple, qu'on empoisonne l'atmosphère qu'ils respirent, avec des matières animales en putréfaction ; que leurs ennemis, après avoir pratiqué des trous dans les murs, leur envoient des odeurs infectes, insupportables. Quelquefois l'aliéné croit exhaler une odeur fétide et craint d'incommoder les personnes qui l'approchent. Ce trouble de l'olfaction (comme les hallucinations de l'ouïe) a rarement un caractère agréable.

Les hallucinations du goût impriment aux habitudes du malade une physionomie spéciale.

Perpétuellement tourmenté par la crainte du poison qu'on mêle à ses aliments, l'aliéné se crée une nouvelle existence pleine d'angoisse et d'amertume. Il voit partout des traces de la matière toxique et, pour en éviter les effets, il s'astreint à une nourriture particulière ainsi qu'à des précautions infinies.

Il change souvent de restaurant ; il va lui-même puiser l'eau à la fontaine publique ; il filtre ses boissons (obs. XI) dont il demande parfois l'analyse au pharmacien. M. Morel rapporte l'histoire d'un persécuté qui avait soin d'analyser

(1) J. Fabret. Loc. cit.

ses excréments pour constater les tentatives d'empoisonnement faites sur sa personne.

« Souvent le toxicophobe se condamne à ne plus vivre
que de substances végétales ; il va lui-même acheter ses
aliments dans les endroits où il n'est pas connu ; il fait lui-
même sa cuisine, ou change chaque jour de restaurant. Si,
par hasard, il est atteint de coliques, de catarrhe d'estomac
ou d'intestin — et cela lui arrive facilement avec un régime
aussi irrégulier — il voit dans ces symptômes des preuves
irrécusables qu'on a de nouveau attenté à sa vie ; il étudie
les contre-poisons (1). »

Les troubles de la sensibilité générale occupent une place
importante dans l'histoire du délire des persécutions et se
traduisent par des signes multiples dont nous ferons une
rapide énumération.

Signalons d'abord les secousses plus ou moins violentés
provoquées par des décharges électriques. Krafft-Ebing
attribue à ce phénomène une grande valeur, car il est,
dit-il, l'indice d'excès vénériens ou de maladie des organes
génitaux.

Sans rechercher ce qu'il y a d'exagéré dans l'interprétation de cette circonstance, nous dirons cependant que l'une
de nos observations (I) paraît confirmer ce point de doctrine. Les malades éprouvent aussi des tiraillements, des
piqûres, des sensations pareilles à celles que détermine-
rait une luxation ou une fracture. Une autre hallucination
fréquente consiste à se sentir frapper sur l'épaule, ou brusquement saisi par une main invisible.

«Un jeune homme, délirant par persécution, dans ses

---

(1) Krafft-Ebing. De la responsabilité criminelle dans les états de troubles intellectuels, 1875. Traduction du Dr Chatelain.

promenades solitaires, s'arrêtait parfois brusquement et se retournait vivement comme pour chercher une personne qui eût été proche. On devait croire que l'hallucination de l'ouïe provoquait ce mouvement, mais le malade s'expliquait fort bien à cet égard; il recevait, disait-il, des coups à la nuque, aux mollets, dans les reins, qui lui étaient donnés par des êtres invisibles qui s'acharnaient à sa poursuite (1). »

Mentionnons enfin les perturbations sexuelles rappelant plus ou moins les phénomènes de l'excitation physiologique : tel malade prétend qu'on le masturbe ; tel autre affirme que des sodomistes abusent de son sommeil.

Les désordres que nous venons de décrire, en augmentant les perplexités déjà très grandes du malade, sollicitent parfois des déterminations d'une gravité particulière.

Nous avons montré l'aliéné dans la période d'état, essayant de se soustraire par la fuite aux obsessions et aux menaces de ses ennemis. Plus tard, il cherche des moyens de défense dans les précautions avec lesquelles il choisit son genre de nourriture ; il évite certaines rues, certains passages. Souvent aussi, il fatigue les autorités, les magistrats de ses plaintes continuelles ; il demande des enquêtes qui se terminent presque toujours par la séquestration.

Jusque-là le malade n'est point dangereux. Mais il arrive un moment où le mode de réaction peut entraîner des conséquences désastreuses.

En proie à une inquiétude extrême, l'aliéné ne peut supporter plus longtemps les souffrances que lui font endurer

(1) Semal. De la sensibilité générale et de ses altérations dans les affections mélancoliques, 1875.

ses agresseurs et il a recours au suicide. Dans d'autres circonstances, il devient à son tour persécuteur : après avoir désigné par leur nom les auteurs de ses tourments, le malade les surveille, les suit, se précipite sur eux, les frappe et peut même les tuer.

En résumé, le malade réagit successivement des façons suivantes :

« 1° Il fuit et évite les dangers imaginaires ;

« 2° Il se défend ;

« 3° Il attaque » (1).

Cette formule indique en quelque sorte la règle de conduite du médecin, qui doit recourir à la séquestration le jour où le malade menace ou désigne par leur nom ses ennemis imaginaires ; car de la menace à l'acte il n'y a souvent qu'un pas rapidement franchi.

L'évolution de la maladie nous a fait voir jusqu'à présent le délire tendant à se coordonner, à se circonscrire de plus en plus. Nous allons assister bientôt à l'éclosion de nouvelles conceptions délirantes qui constituent un degré supérieur de systématisation. Un délire à forme expansive va se greffer sur un délire à forme dépressive.

Après avoir subi pendant longtemps les injures et les menaces de ses ennemis ; après avoir enduré leur incessante intervention, le malade se recueille parfois et se dit : Comment de tels phénomènes peuvent-ils se produire ? Il n'y a que les personnages les plus puissants, les plus riches qui disposent des moyens propres à obtenir de pareils résultats ; eux seuls, par conséquent, sont les instigateurs de mes tourments. Si je n'ai pas succombé, c'est que, à mon insu, j'étais protégé par des amis, également puis-

(1) Magnan, Loc. cit.

sants. Dès que cette conclusion est adoptée, l'aliéné méconnaît et transforme la personnalité des individus qui l'approchent ; il voit dans son entourage des millionnaires, des princes et des rois. Il nous parle des relations qu'il entretient avec les ministres, les ambassadeurs et le chef de l'État (obs. I et XIV). Les idées de grandeur surgissent ainsi et prennent bientôt un caractère prédominant sans effacer les aberrations primitives ; les persécutions n'ont point cessé, les ennemis sont toujours là. Suivons ce nouveau délire dans son évolution et nous verrons le malade transformer sa propre personnalité.

« Frappés du peu de rapport qui existe entre leur position bourgeoise et la puissance dont leurs ennemis disposent pour les atteindre en dépit de tout ; entre le rôle effacé qu'ils jouent dans le monde et les mobiles impérieux qui seuls peuvent expliquer l'acharnement avec lequel on les poursuit, quelques-uns de ces malades finissent par se demander si réellement ils sont aussi peu importants qu'ils le paraissent. Une nouvelle perspective s'ouvre à leur esprit tourmenté ; ce n'est plus la personnalité des autres, c'est leur propre personnalité qui se transforme à leurs yeux. Pour qu'on les traque comme on le fait, il faut, se disent-ils, que l'on ait un intérêt à agir ainsi ; et si l'on a un si grand intérêt à les perdre, c'est qu'ils portent ombrage à quelque personnage riche et puissant ; c'est qu'ils auraient droit eux-mêmes à une richesse et à une puissance dont ils sont frauduleusement dépouillés ; c'est qu'ils appartiennent à un rang élevé dont des circonstances plus ou moins mystérieuses les ont écartés ; c'est que les gens qu'ils avaient considérés comme leurs parents ne sont pas leurs parents véritables ; c'est qu'eux, ils appartiennent

en réalité à une famille de premier ordre, à une souche
royale le plus souvent » (1).

Tel est l'un des mécanismes par lesquels le malade arrive à la mégalomanie, qui est caractérisée par l'existence
simultanée des idées de grandeur et du délire des persécutions.

Mais la manifestation du délire expansif reconnaît parfois une autre origine. Il n'est pas rare, en effet, de voir
les idées de grandeur survenir à la suite d'une hallucination de l'ouïe. Dans ce cas, une voix inconnue apprend au
malade son vrai nom et sa véritable généalogie. Quoi qu'il
en soit, lorsque, par un procédé quelconque, le malade a
formé sa conviction, il conserve indéfiniment les titres et
les qualités qu'il s'est attribués. Il nous a appris, par
exemple, qu'il est issu d'une famille royale; dans un an,
dans dix ans, il présentera cette même transformation.

Ajoutons que l'aliéné expose sa situation imaginaire
avec une logique irréprochable, qu'il discute, qu'il cherche
des arguments pour étayer sa fausse conception, et nous
aurons ainsi tracé les caractères des idées ambitieuses
dans le délire des persécutions. Nous pouvons les résumer
en disant que dans la mégalomanie les conceptions ambitieuses sont limitées, fixes, cohérentes et systématiques.

CHAPITRE III.

Nous plaçons ci-après un certain nombre d'observations
que nous avons classées d'après les caractères particuliers

(1) Foville. Loc. cit.

qu'elles présentent. Pour mieux faire ressortir la valeur que nous croyons devoir attribuer aux hallucinations visuelles, nous avons formé un groupe des observations relatives au délire essentiel des persécutions, exempt de tout phénomène alcoolique ou hystérique. Nous avons réuni de la même manière celles qui présentent ce genre de complication.

OBSERVATIONS

OBSERVATION I (personnelle).

Hallucinations de *la vue*. — Délire de persécution. — Hallucinations de l'ouïe, du goût, de l'odorat et de la sensibilité générales. — Idées ambitieuses.

M. G.... Gustave, professeur de philosophie, est âgé de 45 ans. Père apoplectiqne. Antécédents personnels : syphilis à 27 ans.

La maladie débute en avril 1875. A cette époque, alors qu'il professait la philosophie au collège de D..., M. G... a remarqué qu'il ne possédait pas la même facilité dans l'exposé de ses leçons, qu'il se voyait souvent forcé d'interrompre pour retrouver les idées et les arguments nécessaires aux développement de telle ou telle théorie philosophique. Il éprouvait en même temps un sentiment de tristesse et de prostration physique qu'il a vainement cherché à dissiper dans des excursions à travers les prairies et les bois de la région. Dans ses pérégrinations, M. G... a *vu* un jour des personnes, qu'il a reconnues *plus tard* comme étant ses ennemis, « *affublées de peaux de bœuf et renouvelant les scènes de l'apocalypse* ». Par suite d'une recrudescence dans les phénomènes psychiques, il cesse ses fonctions en octobre 1875. L'année suivante M. G... entend des voix qui le narguent, l'accusent de certains méfaits et le fatiguent de leurs continuelles obsessions. En 1877, des repris de justice et des garçons bouchers le poursuivent en tous lieux, l'insultent, tiennent sur son compte des propos désobligeants et lui rendent ainsi l'existence intolérable.

Malgré toutes les précautions qu'il prend pour échapper aux machi-

Castang.   3

nations de ses ennemis, il ne peut éviter leur persécution, car, pour l'atteindre plus sûrement, ils mettront bientôt en action la puissante ressource de l'électro-magnétisme. La bobine de Rumkorff est l'instrument avec lequel ses ennemis lui ont fait subir plus tard des tortures atroces.

On l'interpelle à chaque instant, on lui dit des injures. M. G... affirme que, dans les restaurants, l'on mêlait à ses aliments des substances narcotiques pour faire de lui un sujet d'expérimentation. Pour se soustraire à ce genre d'épreuves, il avait dû se résigner à prendre les repas dans sa chambre. Mais ce nouvel artifice ne lui procure qu'une tranquillité éphémère, car ses ennemis n'ayant pu corrompre le cuisinier, ont imaginé un autre système de persécution : pendant qu'il fumait un cigare, M. G... éprouve une défaillance qui l'oblige à s'appuyer sur l'épaule d'un voisin : ce léger accident s'accompagne d'une tendance au sommeil. Plus de doute pour lui : on veut l'empoisonner avec de l'opium. On a tenté aussi de l'empoisonner avec de l'acide prussique et l'acétate de cuivre. En 1879, des voix inconnues lui assurent qu'il est le fils de Napoléon III. Il examine très sérieusement cette question d'origine, et, après une longue réflexion, il la rejette comme s'éloignant de la réalité. En raison du préjudice que lui ont causé ses ennemis, le sous-préfet de D... aurait contraint ceux-ci à lui payer une indemnité mensuelle de 50 fr. Cette circonstance a pour effet d'activer l'acharnement de ses persécuteurs qui l'insultent continuellement.

Il a rédigé vers la même époque (1879) un mémoire important (3,500 pages) pour obtenir avec l'appui de ses amis MM. Dufaure, ministre de la justice, et Mac-Mahon, président de la République, une protection sérieuse contre ses agresseurs. M G... se consdère depuis 1880 comme le fils naturel de Ferdinand d'Orléans et déclare posséder 15 millions. La bobine de Rumkorff lui a fait cette révélation en transmettant, dans le cas particulier, des voix qui lui sont inconnues mais qu'il a nettement entendues. Cette communication, qu'il accepte cette fois comme l'expression de la réalité, lui parvient par le fil électrique comme à travers un téléphone. M. G... présente actuellement (10 juin 1882) une éruption prurigineuse et un œdème de la jambe gauche qu'il attribue à l'action de la bobine. Au moyen de cet appareil *qui projette parfois dans sa chambre la photographie de ses ennemis*, on lui fait des piqûres empoisonnées avec l'acide prussique et l'acide arsénieux. On lui refroidit les jambes — il a des sueurs visqueuses, gluantes. — Etant dans le bain, on lui projette avec la bobine du poivre, de la nicotine, de l'acide cyanhydrique. « La civilisation ne fera de sérieux progrès que lorsqu'on aura fait un auto-da-fé de ces bobines ». M.G... n'a plus d'inci-

sives à la mâchoire supérieure ; il est affecté d'une hernie du côté droit.
Tout cela, dit-il, est occasionné par des tiraillements de nerfs, par des
violences électriques. Lorsqu'on l'a conduit à la préfecture de police
pour être ensuite dirigé sur l'asile Sainte-Anne, on a déposé près de lui
des matières animales en putréfaction exhalant une odeur infecte.

Le 22 juin 1882, il sent une très forte odeur de bicarbure d'hydrogène
que ses ennemis ont répandu autour de lui. Il s'étonne que nous ne
soyons pas incommodé comme lui en respirant une telle atmosphère.
M. G... a pu lire sa feuille d'observations. Il proteste contre l'inexacti-
tude de certaines indications qu'elle contient : il n'a pas de délire ; mais
il reconnaît l'exactitude absolue de ce qui a rapport à sa généalogie. Il
répète avec un accent de profonde conviction qu'il est fils naturel de
Ferdinand d'Orléans ; il a maintenant des preuves nombreuses établissant l'authencité de ce fait ; il sait que son père légitime était fort ga-
lant pour les dames « qu'il aimait les jupons ». D'ailleurs aurait-il une
si grande fortune s'il n'en était pas ainsi ? M. G... nous dit souvent
qu'il est en possession de l'intégrité de ses facultés intellectuelles ;
qu'il a une excellente mémoire, et il récite, pour justifier cette préten-
tion, le texte de son acte de naisance, ajoutant en même temps que la
personne désignée dans ce document comme son père légitime n'est en
réalité que son père adoptif.

Les persécutions continuent. Nuit et jour M. G... entend ses ennemis
derrière le mur. Soudoyés par quelques-uns de ses parents légitimes,
ces ennemis imaginaires forment des complots contre lui et se dispu-
tent quelquefois entre eux. M. G... ne répond jamais aux attaques dont
il est l'objet. Il exprime ainsi la déplorable situation qui lui est faite :
« *Je suis l'enclume sur laquelle mes ennemis battent le fer légal.* »

Les fonctions végétatives s'accomplissent régulièrement. Pas de modifications de la pupille ni dans la sphère de la motilité. L'intelligence
et les autres facultés intellectuelles ne laissent voir aucune espèce de
trouble ni d'affaiblissement lorsqu'elles s'exercent sur un sujet étran-
ger aux préoccupations maladives.

Dans l'observation qui précède, nous nous sommes
efforcé de reproduire presque mot à mot les renseignements fournis par le malade qui, d'ailleurs, s'exprime
avec facilité. Dans le cas particulier, nous pouvons dire
que toute la symptomatologie du délire se déroule avec
précision sous la parole même de l'aliéné. Nous signalerons

l'hallucination de la vue apparaissant comme phénomène primitif, bien qu'il soit habituel de voir cette modification sensorielle se montrer après les troubles de l'ouïe. Nous devons aussi mentionner la manifestation anticipée des idées ambitieuses qui subsistent à peine quelques instants parce que la maladie n'est pas assez avancée, parce que le terrain n'est pas encore préparé pour les recevoir. « Il ne suffit pas, en général, qu'une idée plus ou moins bizarre traverse l'esprit d'un aliéné pour qu'il l'adopte immédiatement et qu'il s'y attache comme à une vérité démontrée ; il faut que cette idée surgisse dans un milieu préparé à la recevoir, sur un sol capable de la faire germer et d'en favoriser le développement (1). » Faisons remarquer enfin la situation d'enfant naturel qui intervient dans la pathogénie des idées ambitieuses.

OBSERVATION II (personnelle).

Délire des persécutions. — Hallucinations de l'ouïe, de l'odorat, de la vue et de la sensibilité générale. — Idées ambitieuses.

Mlle L.., dentelière, 42 ans. Père tuberculeux, deux cousines aliénées. Antécédents personnels : fièvre typhoïde à l'âge de 10 ans ; pas de phénomènes hystériques ni alcooliques.

Dans sa jeunesse, Mlle L... était toujours triste, solitaire, anxieuse, ne prenait jamais part aux distractions de son âge et par ses tendances mélancoliques avait donné des inquiétudes à sa famille. Il y a quelques années, Mlle L.. a eu sur le front une tache d'un brun jaunâtre (éphélides), dont il subsiste encore quelques traces, et qui avait été considérée par ses voisines comme un signe de grossesse antérieure, bien qu'elle n'ait jamais été enceinte. L'interprétation de cette circonstance aurait augmenté l'état de tristesse et de prostration da la malade. En 1880, étant à Dreux où elle demeurait, Mlle L... a entendu des voix qui

(1) Falret. Traité des maladies mentales, 1864.

lui reprochaient (dans des termes que la pudeur l'empêche de reproduire) son inconduite, la légèreté de ses mœurs et l'appelaient « condamnée à mort par la cour suprême ». Comme elle protestait contre
toutes ces accusations calomnieuses, les mêmes voix lui ont dit :
« Puisque tu ne veux pas être condamnée à mort, tu seras fille sou-
mise par la volonté nationale. »

En même temps le clergé la poursuit, lui fait des misères, parce que
son grand-père était curé.

Plusieurs fois ses ennemis lui font sentir des odeurs infectes « comme
des choux pourris ». Devant l'opiniâtreté de ses persécuteurs, qui ne
lui laissent pas un moment de tranquillité, qu'elle entend dans la rue,
chez elle, partout, Mlle L... songe à mettre un terme à ses souffrances
en transportant son domicile à Paris. Mais ses ennemis ont scruté sa
pensée et deviné ses résolutions. *Elle les voit* alors devant sa fenêtre,
habillés d'une façon bizarre, excentrique, portant, dit-elle « le costume
germanique ». Ils la raillent, l'injurient encore et lui disent qu'elle a
beau quitter Dreux, ils la suivront partout. Malgré ces menaces,
Mlle L... quitte Dreux et arrive à Paris vers le mois d'avril 1882. Les
persécutions continuent. Le maître de l'hôtel où elle a son domicile lui
fait subir toute espèce de tortures. Pendant la nuit, il lui coupe les
chairs, lui disloque les membres, lui scie la tête. Elle entend ce maître
d'hôtel se vanter dans la cour du supplice qu'il lui fait endurer. Cette
même personne lui dit avec un accent de mépris « *qu'on peut faire mourir n'importe qui par lettre alphabétique ou par métallurgie* ».

Une voix inconnue lui a appris dernièrement qu'elle devait hériter
d'un million, et qu'elle avait en outre une somme considérable placée
chez un notaire de Dreux. Mlle L... dit que ses persécuteurs veulent la
faire disparaître pour s'emparer ensuite de l'héritage qu'on lui a
promis.

Notons ici la durée considérable de la période d'incubation qui se termine en 1880 et dont le début remonte jusqu'aux premières années de la malade, actuellement âgée
de 42 ans.

OSERVATION III (personnelle).

Délire des persécutions. — Hallucinations de l'ouïe, de la vue. — Troubles de la sensibilité générale. — Idées ambitieuses.

Mme L.., 52 ans, lingère. Pas d'antécédents héréditaires ni personnels.

En 1877, Mme L... a éprouvé à Nantes où elle demeurait alors de grands chagrins occasionnés par des revers de fortune qui l'on fait passer subitement de l'aisance dans un état voisin de la misère. Cette catastrophe a été le point de départ d'une modification considérable dans le caractère. Mme L... devient triste, anxieuse, d'une susceptibilité extrême et reproche à son mari, qui nous fournit les renseignements, une légèreté de conduite que rien ne justifiait. En même temps, elle remarque qu'on la regarde de travers, elle trouve sur son chemin des physionomies étranges. Le jour comme la nuit, elle entend des chants, des cris, des voix qui lui disent des choses désagréables, l'insultent à tout propos, l'appellent voleuse, assassin...

Pour échapper à tous ces tourments, elle fixe sa résidence à Paris, en 1880. Etant dans sa maison, rue de la Rochefoucauld, *elle voit* se dresser devant elle, avec une attitude inconvenante, les personnes qui la persécutent.

Quelque temps après la franc-maçonnerie et l'internationale la poursuivent, agissent sur elle par le spiritisme, la somnambulisent, cherchent à la faire disparaître.

16 juin 1882. Elle éprouve dans la tête et dans les membres des sensations pénibles. Le délire quittant la généralisation pour s'individualiser, Mme L... déclare que le nommé Durand et l'abbé Coursot s'acharnent particulièrement contre elle, la tirent avec des ficelles, la soumettent à l'influence *de lo physique* et veulent lui décrocher les tendons du cœur.

2 juillet 1882. Mme L... nous dit que son habileté dans sa profession faisait l'admiration de tous. Chacun connaît d'ailleurs ses capacités, ses talents, son intelligence. Ces qualités se sont révélées notamment dans son commerce où elle gagnait 100 mille francs par mois.

OBSERVATION IV.

(Communiquée par le Dr Saury).

Délire des persécutions. — Hallucinations de l'ouïe, de la vue, du goût et de la sensibilité générala. — Pas d'alcoolisme. — Pas d'antécédents héréditaires.

M. B... âgé de 37 ans, est atteint de délire des persécutions. On en veut à sa réputation ; on le menace de tous côtés. Aussi nous invite-t-il à le mettre en sûreté, à éloigner les espions dont il se croit entouré. Il écrit lettres sur lettres à des personnages influents, au Président de la République, pour demander leur protection contre ses ennemis imaginaires. Les hallucinations de l'ouïe sont très accusées: il entend les voix de ses persécuteurs, les lamentations de sa femme et de ses enfants, menacés aussi. Parfois, il refuse les aliments, assurant qu'ils contiennent du poison. Il présente des troubles de la sensibilité générale, tels que des secousses produites par l'électricité ; mais, détail assez curieux, il se sert de son bras comme d'un poste télégraphique et correspond de la sorte avec les personnes qui lui portent de l'intérêt. Il passe ainsi une grande partie de la journée à battre de son index son avant-bras: ce sont les signaux par lesquels il communique avec ses amis.

Rien de particulier à signaler de juin à septembre (1882).

Dans le courant de ce dernier mois apparaissent des troubles hallucinatoires de la vue: il a vu des personnes qui cherchaient à prendre des enfants au hameçon, hallucination qui a été formulée à plusieurs reprises, ainsi que la présence, constatée par la vision, de personnes à travers un rideau d'arbres. Depuis deux mois les hallucinations de l'ouïe sont plus caractérisées et excitent le malade, qui vocifère parfois contre les voix qui le menacent.

1er septembre. Agitation et cris. Interpellations adressées à des personnes invisibles. Hallucinations de l'ouïe ; appelle à chaque instant pour que l'on chasse les voleurs et depuis deux jours, au moment des repas, fait un plat avec une partie de ses aliments et le donne à un garçon pour qu'il le porte à sa famille qui est réfugiée dans la cave. La nuit, pousse des cris, déplace les meubles, derrière lesquels il croit trouver des ennemis.

Le 4. Agitation extrême. Parle et crie continuellement. Presque toujours absorbé. Hallucinations multiples, loquacité, interpelle des personnes invisibles, voit des voleurs là, devant lui. On veut tuer sa femme et son enfant.

1er novembre. Hallucinations de l'ouïe et de la vue: c'est la voix de gens qui lui parlent de sa femme qu'il entend elle-même gémir et se plaindre sous le sol. Il voit prendre des enfants au hameçon.

Le 5. M. B... a vu cette nuit deux personnes qu'il *nomme* et qui venaient pour le voler; il les entend maintenant derrière le mur faisant du mal à sa femme.

L'ensemble des phénomènes morbides présentés par le malade indique que la vésanie est arrivée à la période de chronicité. Mais l'évolution de la maladie n'est pas complète, car le délire expansif, qui est la principale caractéristique de la phase ultime, n'a pas encore fait son apparition.

OBSERVATION V.

Délire des persécutions, avec hallucinations de la vue et de l'ouïe.
(Annales médico-psychologiques, janvier 1881, M. Mabille).

Quarante-sept ans, sans profession. Entrée à Ville-Évrard le 19 janvier 1880.

16 janvier. « Atteinte de délire mélancolique avec idées de persécutions ». Dr MAGNAN.

3 février 1880. « Atteinte de délire de persécutions », Dr LEMAESTRE. Pas d'alcoolisme, ni d'hystérie.

Fille naturelle. Vivait maritalement, son amant mort, elle se crut en butte aux persécutions de la famille. On la conduisit rue Picpus. Elle ensortit pour aller quelque temps après à la maison Dubois.

Là, *elle vit passer dans le corridor des personnes qui lui portaient de l'intérêt* et on l'empêchait toujours d'aller leur parler. On lui donnait des aliments pour la surexciter ; des sœurs venaient lui faire des menaces. C'était surtout le directeur d'une école où son fils était élevé *qu'elle vit* à la maison Dubois et qui lui faisait des gestes menaçants (jamais ce directeur n'est venu la visiter.)

A Ville-Evrard, elle se plaint de tout le monde: toutes les personnes de son entourage, les sœurs viennent la nuit la menacer, etc.

Sortie le 28 mars 1880, très améliorée.

Résumé. — Hallucinations de la vue tantôt *agréables,*
tantôt *désagréables,* mais non terrifiantes.

OBSERVATION VI.

Délire des persécutions avec hallucinations de la vue et de l'ouïe. Hérédité.
(Annales médico-psychologiques, janvier 1881, M. Mabille).

Quarante et un ans, couturière.

30 septembre 1880. « Est atteinte de délire des persécutions avec hallucinations. Elle a les parlements dans la poitrine ; on a abusé de son
enfance ; on l'injurie ». Dr MAGNAN.

22 octobre 1880. « Très troublée ; les hallucinations de la vue persis-
tent la nuit ; cependant un peu d'amélioration ». Dr LEMAESTRE.

Père alcoolique, un frère est aliéné.

La malade a quitté son mari avec un amant en 1873. Il y a huit mois,
elle s'imagina que son mari allait lui prendre sa fille.

Elle entendit alors les femmes du lavoir lui dire : « On vous arrache
votre enfant ». Elle avait des voix *dans l'estomac* qui lui répétaient la
même chose.

Elle quitta son amant ; puis la nuit elle *voyait ce même amant dans
un linceul, et son mari lui arracher sa fille.* Le jour, par la fenêtre, elle
voyait un ami de son frère lui faisant des signes pour lui indiquer qu'on
escaladait le mur pour venir voler dans son jardin.

Elle revint à Paris, là *elle voit un homme qui avait un œil fermé* se pré-
cipiter sur elle pour l'étrangler. En ce moment les hallucinations de la
vue ont diminué, mais on continue toujours à l'injurier. Malgré tout,
amélioration notable.

Résumé. — Délire essentiel des persécutions avec hallucinations *pénibles* de la vue.

OBSERVATION VII (personnelle).

Délire des persécutions. — Hallucinations de l'ouïe. — Idées ambitieuses.

M. N..., 31 ans, garde municipal. Dès 1879, ses camarades à la ca-
serne tenait à son égard des propos injurieux et cherchaient à lui jouer

un mauvais tour. Il ne répondait ni à leurs insultes, ni à leurs menaces. En 1880, le brigadier s'est joint à ses ennemis et a voulu le tuer, car « il le regardait de travers ». C'est alors qu'il a tiré trois coups de révolver sur ce brigadier.

Pour expliquer les attaques dont il avait été l'objet de la part de ses camarades et en particulier de son brigadier, M. N... dit qu'en lui cherchant ainsi querelle on voulait surtout diminuer le prestige de « sa grandeur ».

Après cette révélation, indice manifeste des idées ambitieuses, M. N... se renferme dans un système de réticences et non seulement refuse de donner des explications sur le titre pompeux dont il s'était paré précédemment, mais il motive son silence à ce sujet par des considérations se rattachant à son séjour à l'asile.

Il veut sortir le plus tôt possible ; s'il parlait de nouveau de son titre on prolongerait sa séquestration.

« La diplomatie pathologique est une ressource dont quelques malades seulement savent user, mais qui, lorsqu'elle est mise en œuvre, manque rarement son effet (1). »

OBSERVATION VII (personnelle).

Délire des persécutions. — Hallucinations de l'ouïe. — Idées de grandeur.

M. P..., 47 ans, forgeron. Après une période de tristesse et de prostration physique et intellectuelle ayant duré un an environ, M. P... remarque, en 1880, qu'on chuchote à son oreille des paroles désagréables, qu'on cherche à lui nuire. Un peu plus tard, il entendait nuit et jour les propos hostiles, injurieux de ses ennemis qui, par leur opposition systématique, l'ont empêché d'arriver à la Chambre des députés dont il a déjà fait partie. Il siégeait alors tantôt à la droite, tantôt à la gauche.

Le marquis de Porte a pris sa place à la Chambre. Mais à la pro-

(1) Legrand du Saulle. Loc. cit.

chaîné occasion, il sera certainement élu, car il est avantageusement connu de tous les députés qui le considèrent « comme le plus capable pour faire de grands discours. »

OBSERVATION IX (personnelle).

Délire de persécutions chez un imbécile. — Idées de grandeur.

M. Jean C..., 40 ans, garçon limonadier. En 1876, il s'est vu caricaturé par un journal satyrique. Cette attaque personnelle a été dirigée par une influence politique.

Depuis lors, M. C... va souvent à la Chambre des députés pour s'assurer que sa personnalité n'était pas mise en cause dans les débats législatifs. Il est entré dans la presse et a publié dans *la Lanterne* une série d'articles tant pour combattre ses adversaires que pour demander l'inauguration d'un système gouvernemental sur lequel il refuse aujourd'hui de donner toute explication.

Il a été traqué plus tard par des personnes qui veulent l'empêcher de réaliser ce système spécial de politique dont il fera un secret « jusqu'au grand jour »; « on veut l'escamoter. »

Plus tard, M. C... est allé faire du scandale à la Chambre des députés et chez le Président de la République. Il a écrit une lettre injurieuse au Procureur de la République de Versailles parce qu'il n'a pas encore obtenu une protection efficace contre ses agresseurs ; il réclamait en outre, avec instance, du même magistrat, le paiement de 7 centimes d'intérêt pour une somme qui ne lui aurait pas été remboursée en son temps.

1882. Tout le monde considère M. C..., comme le fils de Napoléon III.

Nous lui avons demandé s'il reconnaissait l'authenticité d'une telle origine : « Vous n'avez, dit-il, qu'à regarder ma figure et vous verrez que je suis réellement un Napoléon ». Il a en effet un peu le type de Napoléon Ier.

Malgré l'insistance que nous employons pour obtenir des renseignements plus complets, le malade se renferme dans un système de réticences et répond qu'il n'a pas à s'expliquer davantage. Mais la satisfaction empreinte sur son visage indique la nature de ses sentiments. Parfois, du reste, il dit d'un ton ironique : « Ce n'est pas à moi que l'on en contera ; je vous rendrai toujours la monnaie de ma pièce. »

Chez ce malade, faible d'esprit, le délire des persécutions et les idées ambitieuses ont suivi la marche habituelle du délire chronique. Cependant, nous devons faire
remarquer que chez les imbéciles il est fréquent de voir
très rapidement surgir les idées ambitieuses qui apparaissent simultanément avec les idées de persécution. Quand
le malade a cru se reconnaître dans le dessin d'un journal
satyrique en 1876, il avait très probablement déjà des idées
de persécutions, car le fait de se reconnaître dans une gravure et de croire que cette gravure a été faite à son intention indique une sorte de système, et l'on sait que le délire
ne procède que par marches progressives pour arriver à
son développement.

OBSERVATION X.

Veuve d'un insurgé fusillé. — Idées de persécutions, d'empoisonnement et de
grandeur. — Hallucinations de l'ouïe. — Tœdium vitæ.
(Legrand du Saulle. Loc. cit.)

Une femme O..., ouvrière en bijouterie, âgée de 66 ans, déclare qu'elle
a pris part à la construction des barricades de son quartier pendant
les journées de Mai. Son mari a été fusillé par l'armée de Versailles.
Elle est très exaltée et rapporte ce qui suit :

« J'ai du fluide en moi. Je ne peux ni manger ni me coucher, parce
qu'on me fait trop enrager. Ils mettent du chloroforme partout :
dans mon lit, dans mon armoire, dans mon café. Quand je n'y
fais pas attention, ils m'en fourrent dans les poches. Lorsque j'ai été
arrêtée, le 30 mai, j'avais sur moi quatre bagues en or appartenant à
mon patron ; ils m'ont fouillée et me les ont prises, puis ils m'ont re-
lâchée ; apparemment que mon fluide leur aura donné une secousse.
Mais ils se vengent et me crient depuis ce jour-là des tas de choses :
« *Propre à rien, coquine, voleuse.* » Ils me font toutes les niches imagi-
nables ; ils ont fait des petits trous dans ma porte, et ils ont seringué
du chloroforme dans ma chambre. J'ai pris alors deux jupons très épais
et je les ai cloués en dedans de ma porte, pensant bien que je finirais

par avoir la paix ; eh bien, pas du tout, huit jours après, ils m'ont percé le plafond avec un vilebrequin et tout a recommencé. »

La femme O... ne désigne personne. Ses ennemis sont innombrables, mais elle ne les connaît pas. Elle entend toujours des voix d'hommes, « excepté celle de la petite somnambuliste, qu'elle connaît bien. »

Pressée alors de questions, voici ce qu'elle rapporte :

« Mon mari était républicain révolutionnaire de la reine d'Angleterre et membre de la commune de Belgique révolutionnaire ; ils disent qu'ils l'ont fusillé, mais cela n'est pas vrai. Je suis sûre, moi, qu'il est parti pour rassembler les drapeaux révolutionnaires et pour présider toutes les communes. Alors est arrivée contre lui et contre moi « *la ligue des monarques*. » J'ai déjà été empoisonnée cinq fois ! Il y a dans ma maison une petite somnambuliste, — et vous savez que les somnambulistes savent tout et voient tout, puisqu'ils ont en eux une fée, là, au creux de l'estomac ; — et chaque fois que j'ai été empoisonnée, elle a dit : « *Coup de sang, vite, dépêchez-vous*, faites ceci, faites cela, » et j'ai été sauvée. Aussi, c'est bien moi qui serai un jour la reine de toutes les communes. »

La femme O... est très maigre et paraît avoir souffert. Elle s'alimente à peine, et « dans le cas où ils la poursuivraient toujours, elle ne résistera plus et se fera mourir. »

Les observations qui suivent nous montrent le délire des persécutions compliqué d'accidents étrangers à cette vésanie. Si nous eussions fait une étude spéciale des hallucinations visuelles, nous aurions cherché à déterminer, dans ces complications, ce qui se rapporte au délire partiel et ce qui se rattache à une influence morbide surajoutée.

Dans les conditions où nous nous sommes placé, nous renonçons à établir cette ligne de démarcation, et nous donnons les observations suivantes comme exemples de délire des persécutions compliqué d'alcoolisme ou d'hystérie.

OBSERVATION XI (personnelle).

Délire des persécutions. — Hallucinations de l'ouïe, de la vue. — Idées
ambitieuses. — Craintes d'empoisonnement.

M. Félix H..., 37 ans, ouvrier sellier, né à Luxembourg (Grand-
Duché). Père apoplectique; antécédents personnels: alcoolisme.

En 1862, M. Félix H... a éprouvé beaucoup d'ennuis, des inquiétudes
qu'il ne s'expliquait pas. Il pleurait souvent, il gémissait sur son malheureux sort. Cette situation pénible a duré deux ans pendant lesquels
M. Félix H... a projeté plusieurs voyages, notamment en Amérique,
pour retrouver la tranquillité d'esprit et le calme de son être moral. Fi-
nalement, il se décide à venir à Paris où il arrive en 1864.

Dans le premier atelier, ses camarades lui ont bientôt cherché querelle, lui ont fait des misères, lui ont dérobé « un couteau à manche en
nacre auquel il tenait beaucoup. »

On l'a tellement ennuyé dans cet atelier qu'il a dû le quitter en
1865, époque où il est entré dans la compagnie du chemin de fer de
l'Est.

Une détente dans les phénomènes psychiques se produit alors et se
maintient jusqu'en 1879.

Les taquineries recommencent ensuite et continuent jusqu'en 1880.
A partir de cette date, on imagine tous les jours des histoires nouvelles
pour lui rendre la situation insupportable, pour l'obliger à quitter la
compagnie. On l'accuse d'avoir détourné des objets d'une grande valeur, on lui colle sur le dos un écriteau portant le mot « voleur ».

On l'accuse aussi d'avoir assassiné le capitaine Maillard. Vers le
mois de septembre 1880, ses ennemis, au nombre d'une vingtaine, l'insultent et lui disent : « On te persécutera jusque sous terre. » Un peu
plus tard, quelqu'un lui apprend que sa physionomie offre une ressem-
blance frappante avec celle de M. Million, négociant et possesseur d'une
fortune considérable; qu'il doit exister un lien très étroit de parenté
entre lui et cette personne. Ses camarades lui disent sans cesse : « Tu
ne peux plus rester ici, il faut aller chez ton père Million. »

Le 6 décembre 1880, pendant qu'il était chez un marchand de vin de
la rue Pajol, M. Félix H... est accosté par une personne qui lui tient ce
langage: « M. H..., que tu as considéré comme ton père, n'était que ton
oncle. Je suis M. Million et c'est moi qui suis ton père légitime. J'ai
assisté à ta naissance et, pour te le prouver, je te dirai que tu as sur

la cuisse gauche une marque particulière (M. Félix H... présente une excroissance vers la région scrotale du côté gauche). Tu vas me suivre et m'obéir comme un cadavre. »

Depuis lors, M. Félix H .. voit grandir dans son esprit la conviction qu'il n'est point le fils de M. H., mais bien le fils de M. Million, le riche négociant.

Les persécutions qu'il a subies sont dirigées par certaines personnes de sa famille qui paient des étrangers pour le perdre afin de s'emparer des trois millions qui constituent l'héritage de son père légitime.

1882. Il y a deux ou trois mois, ces étrangers ont essayé de lui voler sa signature, d'obtenir son désistement au sujet des trois millions dont il doit hériter. M. Félix H .. reprochait à sa femme d'ouvrir pendant la nuit la porte à ces voleurs et d'avoir fait châtrer son fils pour qu'il ne pût toucher les trois millions.

Au commencement du mois de juin dernier, après un repas pris dans un restaurant, M. H... éprouve des coliques violentes dans lesquelles il voit un effet de persécution : on veut l'empoisonner. Il prend aussitôt 60 grammes de sulfate de magnésie pour se débarrasser du poison. Quelques jours plus tard, il éprouve les mêmes accidents après avoir pris du lait dans une crémerie. Depuis lors « il fait attention à tout ce qu'il mange, à tout ce qu'il boit. »

Il est obligé de filtrer son vin, car celui qu'il a pris sans le soumettre à cette opération lui a plusieurs fois occasionné des crachements de sang.

Comme on lui reproche toujours d'avoir assassiné le capitaine Maillard, M. Félix H... prend la résolution de mettre un terme à ses souffrances en frappant M. Million qui maintenant serait le véritable auteur de cette persécution. Des idées homicides surgissent. Il est séquestré à l'asile Sainte-Anne. Juillet 1882. Certains malades sont pour lui des ennemis chargés de le surveiller; ils lui disent des choses désagréables. M. Félix H... accuse des troubles de la sensibilité générale plus accentués à la tête et à la verge. Ces derniers phénomènes seraient la conséquence des tentatives d'empoisonnement. M. H... parle à tout propos des trois millions dont on veut le frustrer.

Nous ferons remarquer encore la longue durée de la période du début, qui s'étend de 1862 à 1880.

Notons aussi la tendance du malade à commettre des crimes à partir du jour où il a désigné par son nom son persécuteur imaginaire.

OBSERVATION XII.

(Communiquée par le Dr Saury).

Délire des persécutions. — Hallucinations de l'ouie, du goût, de la vue
et de la sensibilité générale.

M. A..., 55 ans, entré le 21 janvier 1881, a dans ses antécédents héréditaires une tante paternelle morte aliénée. Enfant il avait toujours
eu à se plaindre de ses camarades. Plus tard, excès alcooliques. Trai-
tement en 1875 pour un accès de délire alcoolique.

Depuis plusieurs années, le malade se dit poursuivi, persécuté. Employé dans une administration, il a dû la quitter à la suite des ma-
nœuvres de ses adversaires. On l'appelait « jésuite, voleur ». Il a plusieurs fois changé de résidence pour échapper à la poursuite de ses
ennemis. Ses parents veulent le dépouiller de sa fortune et le faire disparaître par le fer ou le poison. Hallucinations de l'ouïe très caractérisées ; les voix le traquent de tous côtés ; il entend des injures et des
menaces. Anxieux et tourmenté, il touche à peine à ses aliments, lave
sa viande avant de la manger. Dort peu la nuit ; il refuse même de se
mettre au lit, prétendant qu'on l'épie de tous les coins de la chambre.
Sous l'influence d'hallucinations *de la vue*, il nous indique du doigt des
fusils et des pistolets braqués sur lui. Ces hallucinations visuelles peuvent être évidemment rattachées aux excès récents de boisson commis
par le malade. Elles se présenteront encore à la fin mars, mais déjà
moins caractérisées (il voit encore à cette époque des rats et des souris).

Il continue à être interpellé de tous côtés et présente des troubles
de la sensibilité générale : on lui lance du fluide, de l'acide sulfurique.
Ses aliments contiennent des substances nuisibles, ont mauvais goût,
empestent. On installe sous ses pieds des piles électriques qui l'élec-
trisent.

Le 7 avril 1882, idées hypochondriaques ; il a une maladie incurable
dans l'estomac ; il a des gaz, il infecte ; ses intestins sont bouchés ; il a
un trou au périnée par où passent ses urines et ses matières.

Le 9 mai, n'a pas dormi de la nuit ; excitation ; on l'a électrisé ; il a
parfaitement vu les flots lumineux qui jaillissaient des tubes électriques. Expressions caractéristiques : il exprime son état en disant qu'il est « tringlé », qu'il ressent des buées ; on lui chauffe les

pieds ; il est fouetté de nitre ; il est brimé. Ce sont des copistes qui lui volent ses idées.

Depuis le mois d'octobre, l'état est resté stationnaire. Le malade est très excité, agressif par instants, il brise et déchire ; il siffle le même air des heures entières ; suit constamment le même sentier, se refuse à recevoir des visites. Peu sensible à ses intérêts ou à ses affections, M. A... semble prendre son parti du sort que lui réservent ses persécuteurs ; il est entouré de personnes malveillantes qui l'ont mis dans un état déplorable ; il cite le nom de ceux qui ont mêlé à ses boissons ou aliments des substances dangereuses.

Nous pourrions répéter ici ce que nous avons dit au sujet de l'obs. IV. Le malade présente plusieurs symptômes de la période de chronicité. L'absence du délire des grandeurs indique que la maladie n'a pas encore acquis son entier développement.

OBSERVATION XIII.

(Communiquée par le Dr Saury).

Délire des persécutions. — Idées ambitieuses. — Hallucinations de l'ouïe.
Antérieurement, hallucinations de la vue de cause alcoolique.

M. M..., 33 ans, sans profession, né à Saint-Pétersbourg, nous est adressé le 27 mars 1880. Il arrivait de Porto-Rico où des affaires d'intérêt l'avaient appelé. Dans ses antécédents personnels nous trouvons de l'alcoolisme qui aurait produit, il y a trois mois environ, des accidents aigus. Les affirmations du malade sont confirmées par l'existence, à cette époque, d'hallucinations de la vue caractéristiques, et consistant dans l'apparition de serpents, scorpions, araignées, de souris courant le long des barreaux de fer de son lit.

Au moment où le malade est soumis à notre observation, les phénomènes toxiques ont complètement disparu, pour ne laisser place qu'aux idées délirantes chroniques.

M. M... est absorbé, concentré en lui-même, et ne répond pas volontiers à nos questions. Son attitude est celle d'un mélancolique, son air est inquiet et soupçonneux. Calme d'habitude, nous le trouvons parfois un peu agité, agacé pour mieux dire, paraissant vouloir se sous-

Castang.   4

traire à des obsessions extérieures, et parfois s'exclamant en diverses langues. Il finit par nous avouer que ce sont des « voix » qui l'importunent et qu'il rend insulte pour insulte.

Depuis plusieurs années déjà, il en est tourmenté au point de ne plus pouvoir poursuivre un travail quelconque, d'avoir été obligé de cesser toutes relations, parce qu'il remarquait qu'en société « on le regardait de travers ». C'est à ce moment qu'il se serait adonné à la boisson. Aujourd'hui, ce sont les spirites qui le poursuivent. Il n'entend autour de lui que des choses désagréables, des propos injurieux, des insultes tirées du lexique tartare, espagnol ou français suivant les circonstances. Mais déjà le délire s'est systématisé et est entré dans une nouvelle phase. Les persécutions dont il est l'objet ont un but : on veut l'empêcher de travailler à sa grande découverte ; c'est une machine qu'il a inventée pour la direction des navires en mer, sans qu'on ait désormais à recourir aux relevés astronomiques.

D'ailleurs, les idées ambitieuses ne se maintiennent pas dans ce cadre restreint, et le 2 mai, il nous apprend qu'il est Empereur des Antilles, prisonnier en France de la police européenne. Les hallucinations auditives imprimant alors une nouvelle direction aux conceptions délirantes, il entend les voix des agents étrangers qui veulent l'obliger à se démettre, et à leur livrer son Empire. « Jamais, nous dit-il avec conviction, jamais je n y consentirai. » Il est persuadé qu'il se doit au salut de ce pays.

Nous ferons ressortir cette particularité remarquable que nous avons d'ailleurs signalée dans la description générale. Le malade connaissant plusieurs langues, les *voix* emploient pour l'insulter des dialectes différents : le français, l'espagnol, etc...

OBSERVATION XIV (personnelle).

Délire des persécutions.— Hallucinations de la vue, de l'ouïe.— Idées mystiques. Incohérence — Alcoolisme ancien.

M. Charles W..., 39 ans, ouvrier presseur. En 1876, il était employé dans la Cie Richer. A cette époque, ses camarades le taquinaient continuellement, lui jetaient de la poudre ; quelque temps après, des personnes qu'il ne connait pas lui ont fait subir toutes sortes de persécutions. Il a été assassiné plusieurs fois en vision. Sa femme s'était jointe à ses ennemis et contribuait ainsi à le rendre malheureux.

Vers le mois de novembre 1877, son délire le porte à des actes extravagants qui amènent sa séquestration à Sainte-Anne. Pendant ce premier séjour, M. W... a vu dans la cour de l'Asile un curé dont la conduite avait donné lieu à de graves soupçons et auquel « une personne a jeté une chique de tabac à la figure. » Trois mois après, les phénomènes s'atténuent, disparaisssent progressivement et le malade quitte l'asile.

En 1880, les persécutions recommencent. Des ennemis imaginaires interpellent M. W.., lui disent des injures, l'appellent « sale bête, transfuge, médium ». A la même époque, il a reçu la visite du maréchal de Mac-Mahon, de la maréchale et de Gambetta.

Vers le mois de mai 1881, tandis qu'il traversait la place de la Concorde, M. W... entend résonner à son oreille ces trois mots : « Regarde et vois. »

Il lève la tête et il aperçoit un échafaud. A cette question énigmatique, il répond ainsi : « Honneur, travail et vertu. »

Dernièrement il a entendu une voix qui lui disait de passer quarante jours et quarante nuits dans le désert et qu'il deviendrait le Christ. Il est convaincu depuis qu'il a une mission divine à remplir, qu'il sera transfiguré, qu'il deviendra le Christ pour régler la question sociale et amener la justice.

M. W... parle à tout propos de spiritisme; il possède un fluide qui se dégage par intervalles des diverses parties de son corps avec un sifflement aigu et forme parfois autour de lui une sorte d'auréole présentant les couleurs de l'arc-en-ciel. Il voit des comètes, des couleurs rouges lorsqu'il tient les yeux fermés, et vertes quand il les a ouverts. Il entend des voix d'Esprit; se dit hermaphrodite. Ses ennemis l'insultent toujours.

M. W... persiste à dire qu'il sera bientôt le Christ et qu'il doit faire un grand discours pour développer la théorie du fluide.

Cette observation montre la succession des phénomènes qui engendrent les idées ambitieuses. Le malade transforme d'abord la personnalité des autres quand il reçoit la visite du maréchal de Mac-Mahon, de Gambetta. Plus tard, seulement, il transformera sa propre personnalité.

Observation XV.

(Communiquée par le D\u1d63 Saury.

Délire des persécutions. — Idées mystiques et de grandeur. — Hallucination
de l'ouïe et de la vue. — Troubles de la sensibilité générale.

Mlle X...28 ans, quitte, il y a six ans. son pays natal la Bourgogne,
pour venir s'installer à Paris comme modiste. Elle nous apprend que,
déjà à cette époque, *on* chuchotait sur son passage, *on* parlait mal
d'elle. Depuis deux ans, la persécution se caractérise. C'est un nommé
Lambert (qu'elle n'a jamais vu du reste), qui la poursuit de ses obsessions. Il n'est pas de moyen qu'on n'emploie contre elle: « on la mine,
on la travaille ». Les gens l'appellent « sainte fille », Lambert jette des
poudres dans ses aliments.

A l'époque où la personnalité de Lambert est créée par la malade, se
rattache l'éclosion d'idées mystiques avec hallucinations *de la vue*.
Elle voit le « bon Dieu » qui serait brun et habillé de noir, la « sainte
Vierge » enveloppée d'un voile, et dont le visage est si beau que les
autres détails disparaissent à côté.

Pourquoi Mlle X... refuse-t-elle la main que lui offre Lambert ? Elle
va nous le dire : «Je suis mariée au Christ qui m'a fait jurer fidélité absolue ». Ne cherchons point à combattre cette idée qui est étayée sur
des preuves irréfutables... pour la malade ». Epouse du Christ, elle va
le trouver, le matin, au ciel ; elle en ressent des sensations voluptueu-
ses. Grâce à cette union, elle doit évangéliser le monde, et enfanter des
générations. « Au moment où les obsessions de Lambert sont à leur
apogée, Mlle X... se décide à quitter Paris pour s'y soustraire, mais ses
persécutions la suivent dans tous ses déplacements. Revenue à Paris,
Lambert rentre à sa suite. C'est alors qu'elle a l'idée de porter plainte
au commissaire de police. Celui-ci, jugeant la situation, la fit entrer à
l'asile Sainte-Anne.

Les allures et le ton de Mlle X... sont en rapport avec le rôle qu'elle
se croit appelée à jouer.

Elle ne voit dans son séjour à l'asile qu'une nouvelle persécution de
Lambert. « Je ne le vois pas, nous dit-elle, mais je sais qu'il est ici ».
« Elle espère bien que la liberté va lui être rendue, car sa place n'est
point au milieu d'aliénés ».

OBSERVATION XVI.

(M. Garnier).

Délire des persécutions. — Idées de grandeur. — Hallucinations multiples.

D..., Jeanne, âgée de 38 ans, ancienne commerçante, prétend qu'on lui en veut... Elle sait bien qu'on lui fait des misères... qu'on répand des cancans sur son compte. Cette malade offre cette particularité d'éprouver des hallucinations visuelles. Il est vrai de dire que le certificat mentionne des accidents hystériques anciens. Toujours est-il qu'elle apercevait des morts, nous dit-elle.

Jeanne D... a écrit au président de la République, pour lui faire part de ses inspirations.

Elle entendait des petits coups. C'était Dieu qui l'inspirait.

« Je suis sous le coup d'une intrigue royale », nous dit-elle à son entrée. Elle entendait des craquements dans les tableaux, les meubles, etc., éprouvait des bouillonnements dans le corps, des serrements d'estomac, se sentait soulever dans les airs, montait et descendait tour à tour.

Le 27 novembre 1877, Jeanne D... est légèrement excitée ; la veille elle a chanté toute la journée et croit que le Président l'a entendue. « Elle s'est ralliée à Dieu » ; mais elle est toujours sous le coup d'une intrigue royale. Elle entend des voix amies et ennemies ; ces voix l'empêchent de dormir. Elle se plaint de secousses par tout le corps.

Elle doit écrire, le lendemain, au Président.

CHAPITRE IV.

DIAGNOSTIC DIFFÉRENTIEL.

La paralysie générale se présente avec un ensemble de caractères qui la distinguent généralement des autres genres de folie. Elle offre néanmoins, par les idées ambitieuses

dont elle s'accompagne, des points de contact avec le délire
des persécutions parvenu à la période de chronicité. Nous
essaierons donc de déterminer les signes distinctifs que
revêt le délire des grandeurs dans l'encéphalite chronique
interstitielle diffuse (Magnan) et dans le délire des persécutions.

Sans vouloir, avec Bayle, attribuer un caractère de spécificité aux idées ambitieuses dans la paralysie générale,
nous reconnaissons cependant qu'il est très fréquent de
rencontrer ce symptôme dans la folie paralytique. Dans
ces circonstances, le délire des grandeurs dépend d'une
lésion profonde du cerveau et il est toujours empreint du
cachet de la démence.

Les conceptions délirantes du paralytique général sont
multiples et n'ont entre elles aucune corrélation. Le malade
les adopte et les exprime sans aucun souci de ses inconsé-
quences : il est à la fois général, empereur et Dieu. Peu
d'instants après, il renonce à tous ses titres, et il se dit
artiste distingué, médecin, ministre, pape ; il possède une
fortune considérable. En un mot, ses idées actuelles ne se
rattachent ni à celles qui ont précédé ni à celles qui suivront. Le malade ne se préoccupe pas de mettre son attitude
en harmonie avec sa situation imaginaire.

Tandis qu'il nous entretient de ses qualités, de ses titres
innombrables, nous le voyons avec les allures les plus mo-
destes, parfois dans un état très accusé de dégradation
physique et intellectuelle. Il entasse les plus grossières
absurdités sans s'appuyer sur un semblant de vraisem-
blance. Il distribue généreusement des titres et des décora-
tions à son entourage ; il veut enrichir ses parents, leur
donner des palais ; grâce à son intervention, tout le monde
jouira d'une félicité sans bornes.

Tout à l'heure les millions le gênaient ; si nous lui demandons brusquement sa profession, nous obtiendrons souvent une réponse dans le genre de celle-ci : « Je suis chiffonnier et je gagne 6 francs par jour. »

En résumé, les idées ambitieuses dans la paralysie générale sont multiples, mobiles, incohérentes et contradictoires. Chez le mégalomaniaque elles sont au contraire limitées, fixes, raisonnées et systématiques. « Le mégalomaniaque peut conserver en dehors de son délire l'intégrité apparente de ses facultés ; il est susceptible d'être occupé, il est actif, remuant, raisonnable même sur ce qui ne tient pas à ses fausses conceptions.

D'un autre côté, l'idée première de son délire supposée juste, tout vient s'enchaîner dans un ordre logique et naturel. Dans la description qu'il fait, il fait preuve d'activité intellectuelle ; le raisonnement existe chez lui ; ses idées, quoique reposant sur des données fausses, se relient entre elles, en somme, il est conséquent avec lui-même» (1).

Nous voyons aussi les idées ambitieuses se montrer dans la forme chronique de l'alcoolisme et au contraire très exceptionnellement dans l'alcoolisme aigu. Dans ce dernier cas, les sensations sont pénibles et néanmoins distinctes de celles qu'éprouvent le délirant persécuté.

En effet, l'aliéné vit poursuivi par des idées tristes, mais exemptes de terreur ; il se plaint des paroles injurieuses qu'on lui a adressées, des tourments qu'il a subis ; il rapporte en un mot des souffrances à une époque plus ou moins éloignée. L'alcoolique voit des objets terrifiants, un échafaud (obs. XIV), des fusils braqués sur lui (obs. XII) ; il

(1) Saury. Thèse de Paris, 1879. Des troubles intellectuels dans la paralysie générale.

a peur des menaces sous le coup desquelles il se trouve et dont il va éprouver l'effet. M. le professeur Lasègue le compare à un prévenu, tandis que le persécuté serait le condamné.

Les conceptions délirantes de nature orgueilleuse s'observent quelquefois chez les faibles d'esprit. Nous en avons rapporté un cas dans nos observations. D'après les détails que nous avons donnés dans notre description générale, il semblerait que les idées ambitieuses ne peuvent se développer que sur un terrain déjà préparé. C'est ainsi que nous les voyons, dans le délire des persécutions, se présenter à une période assez avancée de la maladie et comme signe en quelque sorte de chronicité. Chez les imbéciles, les dégénérés, dont le cerveau est frappé d'une tare congénitale, les idées ambitieuses peuvent se développer rapidement, et marquer avec le délire des persécutions la première étape de la maladie.

Ces malades croient « qu'on leur en veut, que les autres sont jaloux d'eux, qu'on a peur de leur talent, qu'on cherche à mettre tous les hommes forts sous le boisseau, qu'ils sont victimes de leur propre mérite. A partir de ce moment, ils entretiennent tout le monde des prétendues persécutions qu'on dirige contre eux; il deviennent dangereux, font du scandale en public et récriminent avec aigreur dans les journaux » (1).

L'épilepsie s'accompagne parfois de troubles psychiques que l'on avait souvent confondus avec le délire de persécutions.

M. Magnan a donné récemment à ces phénomènes morbides leur véritable interprétation. Il a démontré par de

(1) Legrand du Saulle. Loc. cit.

nombreuses observations que les actes généralement graves accomplis sous l'influence du délire épileptique sont frappés au coin de l'inconscience la plus absolue ; il établit en outre qu'il n'existe aucun rapport entre la durée du délire et l'intensité de l'attaque épileptique. Un simple vertige peut donner lieu au délire le plus violent et le plus étendu.

L'auteur nous montre aussi la coexistence chez un même sujet de la grande névrose et d'une vésanie. Les troubles intellectuels, en ce cas, marchent côte à côte, mais ne se confondent pas malgré leur évolution simultanée. M. Garnier (1) a bien mis en relief l'importance qui s'attache au diagnostic dans les complications de ce genre.

Le délire épileptique « est inconscient, il se reproduit toujours de la même manière chez le même sujet, et à l'inverse de toutes les autres formes d'aliénation mentale, il se développe brusquement et cesse aussi avec la même rapidité » (2).

Signalons, en terminant, les idées ambitieuses qui surviennent parfois chez des malades atteints de lésions locales du cerveau ou d'affections médullaires, et notamment d'ataxie locomotrice. Dans ces circonstances, le délire des grandeurs, qui peut subsister des mois et des années, présente les caractères que nous lui avons assignés dans la paralysie générale, et néanmoins l'autopsie démontre l'absence des altérations anatomiques qui caractérisent l'encéphalite chronique interstitielle diffuse.

Baillarger (3), qui a étudié spécialement cette question,

(1) Garnier. Gaz. hebd., 27 février 1880.
(2) Magnan. — Leçons cliniques sur l'épilepsie, 1882.
(3) Baillarger. Annales médico-psychol., mai 1881.

rapporte un certain nombre d'observations tout à fait concluantes.

PRONOSTIC.

Nous avons dit que les influences extérieures ont un rôle très limité dans l'apparition du délire des persécutions et que cette vésanie se rattache souvent à un vice de conformation d'origine héréditaire. Cette situation implique nécessairement un jugement très sombre. Dans la grande majorité des cas, en effet, la maladie a une durée indéfinie.

Pendant la période d'incubation, alors que le malade est assailli par des idées vagues et confuses, et que les conceptions délirantes n'ont point pour base une *idée fixe,* la guérison peut être obtenue lorsqu'il n'y a pas d'antécédents héréditaires. Le sentiment de tristesse et d'inquiétude qui dominait la situation s'efface peu à peu ; le caractère, qui était inégal, excentrique, redevient normal et les dernières traces de la vésanie disparaissent d'une façon définitive.

A une époque plus avancée de l'affection, quand le malade « a trouvé la formule de son délire » et qu'il emploie pour exprimer ses souffrances la terminologie bizarre dont nous avons cité des exemples, en ce moment la guérison est exceptionnelle. On observe plutôt des rémissions que de véritables régressions.

Il ne faut pas oublier que certains malades sont très habiles à dissimuler leur situation ; que, pour obtenir leur *exeat,* ils reconnaissent facilement l'absurdité de leurs conceptions maladives, et que l'on serait disposé, si l'on n'était prévenu, à interpréter cette circonstance comme une guérison.

Le pronostic est parfois modifié par un accès de délire
maniaque qui devient le point de départ d'un rétablisse-
mennt complet ou d'une aggravation notable. Ainsi donc,
pendant la première période, la guérison est possible
quand il n'y a pas d'hérédité ; elle est exceptionnelle dans
la phase de systématisation.

Lorsque les idées ambitieuses sont venues se greffer sur
le délire dépressif, la maladie est absolument incurable.
Ajoutons en terminant que l'aliéné peut vivre longtemps
malgré les troubles psychiques et les hallucinations ; mais
il finit presque toujours par tomber dans la démence.

CONCLUSIONS.

Le délire des persécutions, que nous avons choisi comme type dans la description du délire chronique, présente à considérer dans sa marche trois périodes successives :

1° Une période de début ou d'incubation ;

2° Une période d'état ou de systématisation ;

3° Une période terminale, de chronicité ou de cristalli- sation (état stéréotypé de P. Falret).

A chacune de ses phases se rapportent des caractères particuliers.

Les hallucinations visuelles, dont l'importance n'a pas encore été mise suffisamment en lumière, se présentent assez souvent dans le délire simple des persécutions.

Le pronostic, considéré au point de vue de la durée de la maladie, est grave.

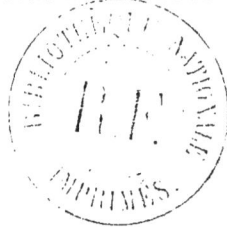

INDEX BIBLIOGRAPHIQUE

ARNOLD. — Observations and the nature, kinds, causes and pretentions of insanity. London, 1809.

BAILLARGER. — Gaz. des hôp., 9 et 16 juillet 1846.

— Annales médico-psychol., mai 1881.

BAYLE. — Traité des maladies du cerveau de ses membranes, 1826.

BLANCHE. — Des homicides commis par les aliénés, 1878.

BROC. — De la mégalomanie. Thèse de Montpellier, 1863.

CALMEIL. — De la paralysie chez les aliénés, 1826.

DAGONET. — Traité des maladies mentales, 1862.

DELASIAUVE. — Annales médico-psychol., 1851.

ESQUIROL. — Dict. des sciences médicales, 1816. Art. Délire.

FALRET père. — Traité des maladies mentales, 1864.

FALRET (J.). — Recherches sur la folie paralytique, 1853.

— Annales médico-psychol., 1878.

FOVILLE. — De la folie avec prédominance des idées de grandeur. In Mémoires de l'Académie de médecine, 1869.

FODÉRÉ. — Traité du délire, 1816.

GARNIER. — Des idées de grandeur dans le délire des persécutions. Thèse de Paris, 1877.

— Gaz. hebd., 27 février 1880.

GRIESINGER. — Traité des maladies mentales, 1865.

KRAFFT-EBING. — De la responsabilité criminelle dans les états de troubles intellectuels, 1875. Traduction du Dr Chatelain.

LASÈGUE. — Du délire de persécution, in Archives générales de médecine, 1852.

LEGRAND DU SAULLE. — Délire des persécutions, 1871.

MABILLE. — Annales médico-psychol., janvier 1881.

MAGNAN. — Leçons cliniques sur le délire des persécutions, 1877.

— Leçons cliniques sur l'épilepsie, 1882.

MARCÉ. — Traité des maladies mentales, 1862.

MARTINENQ. — De l'évolution de l'hallucination de l'ouïe. Thèse de Paris, 1880.

MOREL. — Traité des maladies mentales, 1860.

PARCHAPPE. — Traité de la folie, 1841.

PINEL. — Traité médico-philosophique sur l'aliénation mentale, 1809.

RENAUDIN. — Etudes médico-psychol., 1854.

SAURY. — Des troubles intellectuels dans la paralysie générale. Thèse de Paris, 1879.

SEMAL. — De la sensibilité générale et de ses altérations dans les affections mélancoliques, 1875.

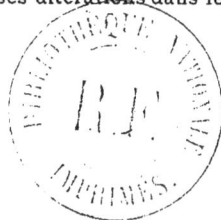

Paris. — A. PARENT, imprimeur de la Faculté de médecine, rue Monsieur-le-Prince, 31.
A. DAVY, successeur.

63